ESSAI CRITIQUE

SUR LE

RHUMATISME BLENNORRHAGIQUE

—

Le rhumatisme blennorrhagique a, pour le moment, le privilége d'être l'objet d'une sérieuse discussion à la Société médicale des hôpitaux. Son existence, en tant qu'entité morbide spéciale, s'y trouve fort compromise, et cela, je l'avouerai sans peine, à ma grande satisfaction, ayant déjà fait une campagne, en 1862, à la Société des sciences médicales, contre cet hybride auquel on a voulu donner droit de cité dans le cadre nosologique. A cette époque, des amis bienveillants, dans un but louable sans doute, ou par mégarde, laissèrent chez le prote le compte-rendu d'une discussion de trois séances et le rapport qui l'avait suscitée. L'arche sainte du rhumatisme blennorrhagique, violemment ébranlée par Thiry, Prosper Yvaren (1), fortement radoubée par Brandes (2) et le professeur Rollet (3), reposait doucement, offrant à tous les yeux la merveille d'un rhumatisme qui n'en était pas un, quand M. Peter est venu troubler cette quiétude.

(1) *Métamorphoses de la syphilis*, 1854.
(2) *Archives de Médecine, 1854.*
(3) Rollet. *Nouvelles recherches sur le rhumatisme blennor-rhagique.* Société impériale de méd. de Lyon, 1860.

Au fond, les opinions opposées ne diffèrent que de la forme à l'espèce; car il serait difficile de ne pas admettre que certains rhumatismes naissent à l'occasion d'une blennorrhagie, de même qu'il répugnera toujours de croire que ces accidents diffèrent totalement, n'ont aucun lien de parenté avec le rhumatisme ordinaire. De ce qu'une pneumonie revêt telle ou telle forme, catarrhale, ataxique, scorbutique, il ne s'ensuit pas qu'elle cesse d'être une pneumonie. Pourquoi vouloir alors qu'il en soit autrement d'un rhumatisme et créer une entité morbide nouvelle qui n'a pas sa raison d'être ?

Telle a été, en substance, l'argumentation du docteur Peter. A ses yeux, la blennorrhagie est capable de modifier suffisamment l'organisme de certains sujets, pour qu'apparaisse à sa suite et par son fait un ou plusieurs des accidents de la diathèse rhumatismale.

Le docteur Lorain, partageant cette manière de voir, compare cette prédisposition à celle qu'il a signalée sous le nom d'*état génital*, par lequel se trouve favorisée chez les femmes enceintes et chez les nourrices, l'éclosion d'accidents rhumatismaux assez fréquents.

M. Gueneau de Mussy, fort de vingt-cinq ans d'observation, ne veut voir aussi, comme les précédents, dans la blennorrhagie, qu'une cause occasionnelle du rhumatisme ; mais il faut le reconnaître, il n'est venu à l'idée d'aucun d'entre eux de créer ou du moins de supposer une diathèse blennorrhagique dont le rhumatisme deviendrait une manifestation, l'iritis une autre, etc.

M. Fournier lui-même, le vaillant champion de l'entité du rhumatisme blennorrhagique, sent tellement le terrain

lui manquer qu'il dit : « Le terme blennorrhagie est un de
« ces termes non définis et impossibles à définir, qui res-
« tent par tolérance dans le langage médical, et auxquels
« on ne peut, quand on y regarde de près, attacher une
« signification précise. » Aussi propose-t-il de débaptiser
cet enfant mort-né et de l'appeler rhumatisme uréthral.
Mais toujours avec cette condition nécessaire à son existence, que ce rhumatisme n'en sera pas un. Quant à
M. Pidoux, dont les tendances ne sont pas précisément po-
sitivistes, il a créé une diathèse spéciale qui n'est celle-là ni
blennorrhagique, ni rhumatismale; c'est le résultat complexe
de l'état moral des pauvres pécheurs chez qui le repentir et
la douleur produisent une diathèse lymphatique quasi stru-
meuse, capable de faire éclore probablement avec la con-
trition parfaite le rhumatisme. Ce dernier se trouve ainsi
relégué au second plan suivant un mécanisme inattendu.

J'ai cherché à faire ressortir, en quelques mots, les opinions émises par chacun de ceux qui jusqu'à présent ont
pris part à la discussion ; en y joignant l'étude des travaux
publiés sur le même sujet, et spécialement le mémoire du
docteur Rollet, on pourrait résumer ainsi les conclusions
de ceux qui admettent le rhumatisme blennorrhagique
comme maladie à part :

1° Il existe une maladie spéciale, à laquelle on peut donner
le nom de rhumatisme blennorrhagique, maladie indépen-
dante du rhumatisme vulgaire et naissant en dehors des
conditions qui favorisent ce dernier. Ce rhumatisme re-
connaît pour cause la blennorrhagie. Il est le plus ordinairement mono-articulaire, de même qu'il n'est pas migrateur

et ne disparaît pas d'une articulation pour reparaître sur une autre.

2° L'iritis en est l'apanage ordinaire et presque forcé. Les phénomènes généraux qui l'accompagnent le distinguent du rhumatisme vulgaire par leur bénignité.

3° Le raisonnement, d'accord avec les faits, prouve que pour guérir cette affection, on doit chercher à guérir la blennorrhagie.

Examinons ces diverses propositions ; laissant pour un instant la première, dont les suivantes sont en réalité la démonstration.

Le rhumatisme dit blennorrhagique est le plus ordinairement mono-articulaire, pas migrateur, se distinguant par la bénignité des symptômes généraux. En voici des preuves. La thèse de M. Tissier, toute nouvellement parue et citée par M. Lorain dans le débat actuel, se charge de nous en fournir quatorze sur quatorze observations.

Obs. I. — Blennorrhagie, arthrite sur le genou droit des plus douloureuses.

Obs. II. — Plusieurs blennorrhagies; à deux reprises, accidents articulaires à forme goutteuse.
Mouvements de la main droite particulièrement difficiles ; articulations digitales déformées, doigts déjetés en dehors, articulation métacarpo-phalangienne de l'indicateur volumineuse, surfaces articulaires tuméfiées. Aux pieds, accidents de même forme.

Obs. III. — Trois blennorrhagies successives, trois fois accidents articulaires (forme goutteuse). Toujours plusieurs articulations intéressées.

Obs. IV. — Blennorrhagie, arthrite, conjonctivite, douleur assez vive au genou droit, douleurs assez intenses aux articulations du tarse et du métatarse du pied gauche.

Obs. V. — Blennorrhagies, arthrites, aquo-capsulite, conjonctivite, iritis, douleurs vagues portant simultanément sur diverses jointures et spécialement sur les genoux. Les petites articulations ont été prises plusieurs fois, celles des doigts et des pieds sont restées un peu volumineuses et leurs mouvements difficiles. L'articulation scapulo-humérale a été douloureuse et suffisamment tuméfiée.

Obs. VI. — Blennorrhagie, manifestations articulaires et synoviales nombreuses.

Obs. VII. Blennorrhagie, engorgement des gaînes synoviales et tendineuses des poignets et des doigts, arthrite du coude droit.

Obs. VIII. — Blennorrhagie, accidents articulaires, récidive. Sciatique, péricardite.

Obs. IX. — Blennorrhagie, douleurs articulaires, péricardite.

Obs. X. — Blennorrhagie, arthrite, engorgement sous-maxillaire : le gonflement œdémato-phlegmoneux (du poignet) ayant disparu avec la fièvre, l'épanchement intra-articulaire fut combattu par des vésicatoires, etc. Toute la région sous-maxillaire devint le siége d'une tuméfaction œdémato-phlegmoneuse énorme.

Obs. XI. — Blennorrhagie, arthrite temporo-maxillaire, avec vives douleurs.

Obs. XII. — Troisième blennorrhagie, orchite, fluxion hépatique, douleurs dans les jambes et les bras, genoux sensibles et tuméfiés, souffrances tellement vives qu'elles arrachaient des cris au patient.

Obs. XIII. — Blennorrhagie, accidents du côté de la moelle, paralysie.

Obs. XIV. — Blennorrhagie, accidents articulaires, troubles cérébraux, fièvre, délire.

Chacun pourra juger de la bénignité de ce pacifique rhumatisme blennorrhagique, de son peu de réaction sur l'économie, de sa constance à n'envahir qu'une articulation, en un mot de tous ces attributs qui doivent le spécialiser, et cela sur des observations qui n'ont pas été réunies à plaisir, mais qui sont publiées pour sa glorification.

Autre point. — L'iritis en est l'apanage ordinaire et presque forcé. — Qu'on trouve des iritis chez des rhumatisants, c'est chose commune. Mais pour trouver des iritis blennorrhagiques, il faudrait tout au moins fournir des signes qui les différencient des iritis rhumatismales. Ce diagnostic différentiel, nous l'avons vainement cherché ; Laurence (*Traité des affections vénériennes des yeux*) ne dit rien de satisfaisant ; Graves, dont on invoque l'autorité, dit clairement dans une de ses observations, que l'iris n'était pas atteint ; dans les autres il emploie le terme générique d'ophthalmie.

Mackensie seul donne une description qui a mérité de la part de MM. Ricord et surtout Rollet, les honneurs d'une reproduction presque littérale, mais qui se trouve parfaitement conforme à celle fournie par Warthon-Jones, sous le titre d'iritis rhumatismale. — Enfin, le *Compendium de chirurgie* la répudie complètement et jusqu'à nouvel ordre nous sommes en droit de demander son caractère spécifique.

L'expérience, a-t-on dit, prouve qu'on doit chercher à tarir l'écoulement pour guérir les accidents arthritiques.

C'est aussi notre opinion, car pour nous aussi la blennorrhagie joue le rôle de cause. Mais ce rôle nous le comprenons autrement que ceux qui veulent le rhumatisme blennorrhagique maladie spéciale, existant par lui-même, différant du rhumatisme vulgaire.

Si, en effet, il est évident pour tous qu'il y a dans ces faits un enchaînement de cause à effet, le mécanisme par lequel

le catarrhe uréthral produit les complications arthritiques
n'est pas expliqué suffisamment. — L'intermédiaire qui re-
lie d'une façon si étroite le rhumatisme à la blennorrhagie
n'est jusqu'à présent qu'une hypothèse plus ou moins ingé-
nieuse.

On peut ranger sous quatre chefs principaux les théories
invoquées pour en rendre compte.

1° La blennorrhagie produit le rhumatisme par métastase.

2° La blennorrhagie, maladie générale, a pour manifestation le rhumatisme, comme la syphilis les accidents de la
peau au début.

3° La susceptibilité irritative du canal de l'urèthre produit
par retentissement l'arthrite ; comme une plaie, un simple
cathétérisme produit parfois des accès de fièvre, des douleurs rhumatismales, et même un gonflement articulaire.

4° Il existe entre les tissus du canal de l'urèthre et le
tissu articulaire une sympathie inexpliquée, grâce à cette
solidarité organique qui fait que pas une molécule du corps
vivant n'est étrangère aux autres.

Reprenons :

La métastase, dans le sens le plus général du mot, peut
être définie : un brusque changement de siége d'une maladie, par transport des humeurs pour les uns, par déplace-
ment de l'irritation pour les autres. — Il est donc indispen-
sable, dans l'un comme dans l'autre cas, pour qu'on soit au-
torisé à dire qu'une métastase a eu lieu, que les phénomènes morbides siégeant au premier endroit affecté y dis-
paraissent sinon complètement, tout au moins y diminuent
sensiblement au moment où d'autres phénomènes se mani-
festent ailleurs.

Cette disparition, ou tout au moins cette diminution sensible, se produit-elle du côté de l'urèthre au moment où apparaît l'arthrite?

L'augmentation de l'écoulement et par conséquent de l'inflammation, est signalée environ dans la moitié des cas. On le dit resté stationnaire presque aussi souvent; il a diminué trois fois et demie sur dix, et cessé environ deux fois sur le même nombre. Enfin, dans cette minime série où il a disparu, quelques praticiens ont cru voir les symptômes arthritiques diminuer, en le rappelant. Donc les conditions de la métastase ne semblent pas remplies, et cette explication, quelque peu surannée, ne saurait satisfaire un esprit rigoureux.

2° Le rhumatisme blennorrhagique s'explique-t-il mieux comme maladie générale infectant l'économie?

Mais, les maladies virulentes le sont toujours, elles ont toujours leurs manifestations prévues, arrivant à coup sûr; pourquoi la blennorrhagie échapperait-elle à cette loi? pourquoi, en un mot, ne reproduirait-elle pas toujours le rhumatisme? — En outre, les maladies infectantes mettent ceux qui en ont été atteints dans l'impossibilité à peu près absolue d'être de nouveau frappés par elles. — La blennorrhagie, hélas, prédispose à la blennorrhagie, et dans aucune maladie la récidive n'est aussi commune et aussi prévue.

3° Quelques auteurs, préoccupés des accidents graves produits par les traumatismes du canal de l'urèthre, par la fièvre intense qu'on voit quelquefois s'allumer chez des sujets irritables, avec douleurs musculaires, quelquefois même avec douleurs articulaires, ont pensé que si un semblable appareil symptomatique général pouvait survenir du fait d'une simple déchirure, d'un cathétérisme même; la blennorrhagie, dont l'action sur les tissus du canal était plus continue et plus profonde, pouvait bien amener le rhumatisme articulaire.

C'est à cette opinion, légèrement modifiée, que s'est récemment rangé M. Fournier. Malgré tout le talent qu'il a déployé à la défendre, malgré la susceptibilité indéniable de l'urèthre chez certains sujets, nous ne pouvons admettre cette interprétation, et cela parce que, chez personne on n'a vu un traumatisme de l'urèthre produire des hydarthroses, comme celles du rhumatisme blennorrhagique, à plus forte raison, des péricardites, des accidents cérébraux et tous les malheurs dont on veut rendre la blennorrhagie responsable.

4° Il existe, d'après une autre opinion, entre les tissus du canal de l'urèthre et les tissus articulaires, une sympathie inexpliquée, grâce à cette solidarité de tissus par laquelle pas une molécule du corps vivant n'est étrangère aux autres. — Entre cette métastase solidiste et celle des humoristes, on ne peut guère hésiter, elles n'expliquent rien, ni l'une ni l'autre. — Pour qu'une pareille solidarité, vraie en principe, produise un retentissement égal à l'éclosion d'un rhumatisme dans une blennorrhagie, ce ne serait pas trop exiger,ce nous semble, que de demander entre les deux organes sympathiquement lésés une analogie de fonctions, à défaut de celle-ci une analogie de texture ; à défaut de celle-là des rapports d'innervation ou de circulation. Qu'on trouve une de ces relations, et nous restons convaincus ; mais une articulation et l'urèthre n'ont jamais ressenti la moindre sympathie, et nous persistons dans l'incrédulité.

Après toutes ces disquisitions infructueuses, on sent qu'il faut chercher ailleurs, et qu'on fait fausse route. — Et d'abord, qu'est-ce donc en réalité qu'une blénnorrhagie? Une maladie spéciale, contagieuse, ne se reproduisant que par elle-même. — Voilà bien ce qu'on nous dit, et voilà d'autre part ce qu'enseigne l'expérience : la blennorrhagie est une inflammation aiguë ou chronique de la muqueuse uréthrale, avec hypersécrétion et altération du fluide sécrété normalement; si bien que le mucus se rapproche d'autant plus du pus que l'inflammation est plus violente. — La contagiosité de cette affection qu'on invoque pour la sortir de la classe des catarrhes, car ce n'est bien en réalité qu'un catarrhe, est un argument sans valeur. — L'ophthalmie d'Egypte est certainement contagieuse, et personne n'a pour cela songé à la déclasser. — Est-ce qu'il est besoin d'admettre une contagiosité spéciale pour comprendre que du pus déposé sur une surface muqueuse l'irritera, l'enflammera suffisamment pour lui faire sécréter du pus (1)? D'autre part, si nous remontons à la source, nous rencontrons une nouvelle difficulté. Chez la femme, le diagnostic entre la leucorrhée, innocent catarrhe, et l'écoulement gonorrhéique, est, de l'avis des auteurs les plus compétents, extrêmement difficile à établir.—Sir Clarke le considère comme impossible, Churchill semble du même avis. — Jusqu'à présent on n'a pas trouvé d'autres signes que la présence d'animalcules dans les écoulements gonorhéiques, signalée

(1) Le pus de l'ophthalmie d'Egypte, de l'ophthalmie belge, de l'ophthalmie des nouveau-nés déposé sur la muqueuse de l'urèthre, produit une blennorrhagie parfaitement identique à la blennorrhagie vulgaire. (*Deval*).

par Donné (1), et sur laquelle nous ne nous arrêtons pas,
M. Ricord a établi que huit fois sur dix l'urèthre était
enflammé. — Si nous étions convaincus qu'il est toujours
intact, dans la vaginite simple, ce caractère prendrait une
probabilité plus sérieuse. — Mais dans l'état actuel,
nous sommes forcés d'admettre, avec Eagle, qu'une femme
atteinte de leucorrhée vaginale ou utérine peut transmettre
une uréthrite dont les caractères sont identiques à ceux de
la blennorrhagie. Il n'est pas inutile d'ailleurs de se rappeler
ce qui a lieu chez les enfants, qui réfutent par leur âge
même, toute hypothèse de contagion possible.

« La leucorrhée infantile, dit Churchill (*Traité des mala-*
« *dies des femmes* p. 59, édit., 1866), est observée à toutes
« les périodes qui suivent la naissance. On a constaté
« l'existence de cet écoulement dans des épidémies de
« catarrhes des muqueuses. Dans les observations citées
« par Kinder-Wood, de Manchester, de même que dans
« celles de Boivin et Dugès, on voit que cette affection
« a existé à l'état de véritable épidémie. — Pour ma part,
« j'ai vu (ajoute-t-il) dans une même famille trois petites
« filles atteintes de cette leucorrhée sans qu'on pût faire
« intervenir dans sa production aucune cause locale ou
« générale. »

La blennorrhagie peut donc, sans erreur, être considérée
comme un catarrhe contagieux; encore n'est-il pas le seul,
comme nous l'avons dit précédemment, qui possède cette
triste propriété.

Or, le catarrhe et le rhumatisme ont toujours été con-

(1) Cours de microscopie, 1844, p. 157 et suivantes.

sidérés par la plupart des praticiens comme deux affections ayant entre elles une sorte de parenté. — Haal, Baillou, Rivière, Hoffmann, Van-Swieten professent cette doctrine; Hufeland consacre un long chapitre à démontrer que ees deux affections sont des manifestations d'un même état morbide. — De nos jours M. Fuster donne du rhumatisme catarrhal une description qui semble calquée sur celle qu'a faite du rhumatisme blennorrhagique M. Velpeau. Dans l'un comme dans l'autre, même appareil fébrile peu intense; dans l'un comme dans l'autre douleurs vives, tensives et fugaces; dans tous deux tendance à l'hydarthrose, même marche, même durée, même intensité moindre que dans le rhumatisme vulgaire. — M. Tissier s'est malheureusement chargé de nous montrer ce qu'on devait croire de cette prétendue bénignité; et à Lyon plus qu'ailleurs, nous savons ce qu'on doit craindre des affections catarrhales. — Mais ces réserves sur le pronostic posées, nous sommes très-volontiers portés à considérer le rhumatisme blennorrhagique, non pas comme une maladie à part, mais comme un rhumatisme à forme catarrhale.

Cette manière de voir se confirme à nos yeux, d'une façon très-sérieuse, quand nous voyons d'autres catarrhes que celui de l'urèthre faire éclore aussi des accidents rhumatismaux. Or, ces faits existent, et pour preuve en voici un bien authentique, que j'emprunte à M. Bouchut (*Traité des maladies de la première enfance*, p. 831 et suivantes):

« Un enfant de cinq mois ayant une otorrhée sans acci-
« dents fébriles, présenta quelques jours plus tard et suc-
« cessivement des douleurs vives avec gonflement d'abord

« dans les pieds, ensuite dans les genoux ; — ces douleurs
« étaient exaspérées par la pression et par les mouvements.
« — Les pieds furent guéris après dix jours, les genoux
« après un mois. »

Notre opinion se transforme en une quasi-certitude,
quand ayant vu des catarrhes uréthraux produire des rhumatismes, puis d'autres catarrhes amener le même résultat, nous pouvons encore constater la vérité de la proposition
inverse ; et c'est M. Ricord qui nous fournit cette der-
nière démonstration : Dans les leçons publiées en 1847
sur le rhumatisme blennorrhagique, ce professeur cite plusieurs faits de rhumatisme ayant produit des écoulements
uréthraux, sans qu'il y ait eu coït et par conséquent possi-
bilité de contagion. — Un pareil observateur est digne de
foi, et ces faits semblent suffisamment étayés par le nom
de celui qui les a publiés. — Du reste, la pathologie de
l'enfance en pourrait fournir d'analogues.

Telles étaient succinctement exposées les considérations
qui ont inspiré ce travail.

Pour nous, le rhumatisme blennorrhagique n'est pas une
entité morbide spéciale, étrangère au rhumatisme vulgaire.
— C'est tout simplement une forme du rhumatisme recon-
naissant pour cause la blennorrhagie ; ce qui le prouve, c'est
qu'en réalité on a fait rentrer sous ce vocable tous les accidents du rhumatisme, même les plus graves. — C'est que
l'iritis qu'on lui avait attribuée n'est autre que l'iritis rhumatismale. C'est qu'on ne pourrait fournir un seul caractère
capable de spécifier ce rhumatisme. — Nous avons cherché
de notre mieux à rendre palpable cette démonstration ;
d'abord parce que nous pensions être dans le vrai, en second

lieu, parce qu'il ne nous a pas semblé inutile de protester contre cette tendance fâcheuse, à créer des maladies nouvelles qui n'ayant pas leur raison d'être, viennent inutilement surcharger le cadre nosologique, bien assez complexe sans cela. — Quant au rapprochement que nous avons tenté d'établir entre le catarrhe simple et la blennorrhagie, il nous a paru mieux rendre compte des faits, et nous en avons parlé sans y attacher plus d'importance que ne lui en accorderont ceux qui auront eu la bienveillance de nous lire jusqu'à la fin. — Trop heureux si en rappelant au lecteur les traits principaux de cette question, nous avons pu l'intéresser, grâce à la savante discussion qui s'achève au sein de la Société médicale des hôpitaux de Paris.

9 782019 269067